SYNDROME DE DOWN

THINGS YOU SHOULD KNOW

(QUESTIONS ET REPONSES)

Rumi Michael Leigh

Introduction

Je voudrais vous remercier et vous féliciter d'avoir acheté ce livre, « Syndrome de Down, things you should know (questions et réponses) ».

Ce livre vous aidera à comprendre, réviser, avoir une bonne connaissance générale et connaître le vocabulaire qui concerne le syndrome de Down et ses effets sur l'organisme.

Merci encore d'avoir acheté ce livre. J'espère que vous l'apprécierez !

Table des matières

Section 1

1) Qu'est-ce qu'un syndrome ?

- Un syndrome est une combinaison de signes et de symptômes liés les uns aux autres.

2) Le syndrome de Down est-il une maladie génétique ?

- Oui, le syndrome de Down est une maladie génétique.

3) Le syndrome de Down est-il une maladie génétique courante ?

- Oui, le syndrome de Down est une maladie génétique courante.

4) Le syndrome de Down peut-il être héréditaire ?

- Oui, le syndrome de Down peut être héréditaire.

5) Le syndrome de Down est-il toujours héréditaire ?

- Non, le syndrome de Down n'est pas toujours héréditaire.

6) Est-ce que la prévention du syndrome de Down
   est possible ?

- Non, le syndrome de Down ne peut pas être
   prévenu.

7) Comment le syndrome de Down est-il aussi
   appelé ?

- Le syndrome de Down est aussi appelé trisomie
   21.

Section 2

1) Qu'est-ce qu'un chromosome ?

- Un chromosome est une longue molécule d'ADN qui contient le matériel génétique.

2) Qu'est-ce qu'un gène ?

- Un gène est un fragment d'ADN.

3) Quels sont les chromosomes sexuels ?

- Les chromosomes sexuels sont les chromosomes X et Y.

4) Quels sont les chromosomes masculins ?

- Les chromosomes masculins sont les chromosomes X et Y.

5) Quels sont les chromosomes féminins ?

- Les chromosomes féminins sont les chromosomes XX.

6) Combien y a-t-il de chromosomes dans la cellule d'un corps humain ?

- Il y a 46 chromosomes dans la cellule d'un corps humain.

7) Combien de paires de chromosomes le corps humain possède-t-il ?

- Le corps humain possède 23 paires de chromosomes.

8) Quelle est la cause du syndrome de Down ?

- Le syndrome de Down est causé lors d'une division cellulaire anormale qui se traduit par un chromosome 21 supplémentaire.

9) Le chromosome 21 supplémentaire est-il toujours un chromosome complet ?

- Non, le chromosome 21 supplémentaire n'est pas toujours un chromosome complet. Il pourrait s'agir d'un chromosome partiel.

10) Combien de copies du chromosome 21 y a-t-il dans les cellules d'une personne trisomique ?

- Chez une personne trisomique, il y a 3 copies du chromosome 21 dans les cellules.

Section 3

1) Qu'est-ce que l'aneuploïdie ?

- L'aneuploïdie est un nombre anormal de chromosomes.

2) Qu'est-ce que l'hypoploïdie ?

- L'hypoploïdie correspond à quelques nombres de chromosomes inférieurs aux nombres de chromosomes normaux.

3) Qu'est-ce que l'hyperploïdie ?

- L'hyperploïdie correspond à quelques nombres de chromosomes supérieurs aux nombres de chromosomes normaux.

4) Qu'est-ce que la méiose ?

- La méiose est la division cellulaire.

5) Qu'est-ce qu'une cellule ?

- Une cellule est l'unité de base d'un organisme.

6) Que sont les gamètes ?

- Les gamètes sont les cellules reproductrices d'un organisme.

7) Qu'est-ce que le gamète mâle ?

- Le gamète mâle est le sperme.

8) Qu'est-ce que le gamète féminin ?

- Le gamète femelle est l'ovule.

9) Une personne trisomique a combien de chromosomes ?

- Une personne trisomique a 47 chromosomes.

Section 4

1) Qu'est-ce que la mutation ?

- La mutation est un changement dans la séquence d'ADN.

2) Les autosomes sont-ils des chromosomes sexuels ?

- Non, les autosomes ne sont pas des chromosomes sexuels.

3) Quels sont les chromosomes sexuels ?

- Les chromosomes sexuels sont les chromosomes X et Y.

4) Combien y a-t-il de paires d'autosomes ?

- Il y a 22 paires d'autosomes.

5) Combien y a-t-il de paires d'hétérosomes ?

- Il y a 1 paire d'hétérosome.

6) Comment les hétérosomes sont-ils aussi appelés ?

- Les hétérosomes sont aussi appelés chromosomes sexuels.

Section 5

1) Qu'est-ce que la monosomie ?

- La monosomie est une copie d'un chromosome dans une cellule diploïde au lieu de deux copies.

2) Quelles sont les nullisomies ?

- Les nullisomies sont des copies manquantes des mêmes chromosomes.

3) Quelles sont les polysomies ?

- Les polysomies sont des copies supplémentaires de chromosomes.

4) Qu'est-ce que la non-disjonction ?

- La non-disjonction est l'échec de la séparation correcte des chromosomes.

5) Combien y a-t-il de trisomie en non-disjonction dans la méiose 1 ?

- Il y a deux trisomies en non-disjonction dans la méiose une.

6) Combien y a-t-il de trisomie en non-disjonction dans la méiose deux ?

- Il y a une trisomie en non-disjonction dans la méiose deux.

7) Qu'est-ce qu'une cellule haploïde ?

- Une cellule haploïde est une cellule qui contient un ensemble de chromosomes.

8) Qu'est-ce qu'une cellule diploïde ?

- Une cellule diploïde est une cellule qui contient deux paires de chromosomes.

9) Qu'est-ce que la cellule sexuelle masculine ?

- La cellule sexuelle masculine est le spermatozoïde.

10) Qu'est-ce que la cellule sexuelle féminine ?

- La cellule sexuelle féminine est l'ovule.

Section 6

1) Quel est le nombre normal de copies du chromosome 21 dans les cellules d'un individu ?

- Le nombre normal de copies du chromosome 21 dans les cellules d'un individu est de deux.

2) Combien de chromosomes sont habituellement donnés par un père ?

- 23 chromosomes sont habituellement donnés par un père.

3) Combien de chromosomes sont habituellement donnés par une mère ?

- 23 chromosomes sont habituellement donnés par une mère.

4) Existe-t-il un seul type de syndrome de Down ?

- Non, il n'y a pas qu'un seul type de syndrome de Down.

5) Qu'est-ce que le syndrome de Down mosaïque ?

- Le syndrome de Down mosaïque est une forme de syndrome de Down où des copies supplémentaires du chromosome 21 sont présentes dans certaines cellules.

6) Qu'est-ce que le syndrome de Down par translocation ?

- Le syndrome de Down par translocation est une forme de syndrome de Down où le chromosome 21 est attaché à un autre chromosome.

7) La translocation dans le syndrome de Down peut-elle être héritée des parents ?

- Oui, la translocation dans le syndrome de Down peut être héritée des parents.

8) La gravité du syndrome de Down est-elle la même chez les gens ?

- Non, la gravité du syndrome de Down n'est pas la même chez les gens. Cela peut varier d'une personne à l'autre.

9) Quels sont les signes et symptômes du syndrome de Down ?

- Les signes et symptômes du syndrome de Down comprennent une petite taille, une petite tête, une langue saillante, de petites mains, de petits pieds, un pli épicanthique, des traits particuliers du visage, une fissure oculaire oblique, des problèmes cognitifs, de petites oreilles, un cou court, un pli simien, une brachycéphalie, le nystagmus, la clinodactylie, les tâches de Brushfield, l'excès de peau dans le cou, la déficience intellectuelle, la cardiopathie congénitale, etc.

10) Quelles sont les complications du syndrome de Down ?

- Les complications du syndrome de Down comprennent les troubles immunitaires, la leucémie, l'obésité, les problèmes cardiaques, les problèmes gastro-intestinaux, les problèmes de moelle épinière, la démence, l'apnée du sommeil, l'hypothyroïdie, les infections, l'épilepsie, l'atrésie duodénale, l'otite moyenne, etc.

Section 7

1) Qu'est-ce qu'un pli épicanthique ?

- Le pli épicanthique est un pli cutané de la paupière supérieure qui recouvre le coin interne de l'œil.

2) Qu'est-ce que la microcéphalie ?

- La microcéphalie est une petite taille anormale de la tête d'un bébé.

3) Qu'est-ce que le pli simien ?

- Le pli simien est la ligne qui traverse la paume de la main chez un individu.

4) Normalement, combien y a-t-il de plis palmaires transversaux ?

- Normalement, il y a deux plis palmaires transversaux.

5) Combien y a-t-il de plis palmaires transversaux chez une personne trisomique ?

- Chez une personne trisomique, il y a normalement un pli palmaire transverse.

6) Qu'est-ce que la brachycéphalie ?

- La brachycéphalie est un crâne antéropostérieur de forme anormale d'un nourrisson.

7) Qu'est-ce que le nystagmus ?

- Le nystagmus est une affection qui provoque un mouvement rapide involontaire de l'œil.

8) Qu'est-ce que la clinodactylie ?

- La clinodactylie est un doigt courbé anormal.

9) Quels sont les tâches de Brushfield.

- Les tâches de Brushfield sont des taches colorées autour de l'iris de l'œil.

10) Qu'est-ce qu'un défaut de coussin endocardique ?

- Le défaut de coussin endocardique est une maladie cardiaque congénitale. Il s'agit d'une malformation ou d'une absence des parois qui séparent les cavités supérieure et inférieure du cœur.

Section 8

1) Qu'est-ce que la leucémie ?

- La leucémie est un cancer du sang et/ou de la moelle osseuse.

2) Qu'est-ce que la polyglobulie ?

- La polyglobulie est une affection qui provoque une augmentation du nombre de globules rouges.

3) Qu'est-ce que l'apnée du sommeil ?

- L'apnée du sommeil est un trouble qui fait qu'une personne arrête de respirer et recommence à respirer pendant le sommeil.

4) Qu'est-ce que l'hypothyroïdie ?

- L'hypothyroïdie est une insuffisance de la production d'hormones thyroïdiennes.

5) Qu'est-ce que l'hypotonie ?

- L'hypotonie est un tonus musculaire faible.

6) Qu'est-ce que l'otite moyenne ?

- L'otite moyenne est l'inflammation de l'oreille moyenne.

7) Qu'est-ce que l'épilepsie ?

- L'épilepsie est un trouble dû à une perturbation électrique dans le cerveau.

8) Qu'est-ce que l'hypoplasie ?

- L'hypoplasie est un sous-développement d'un organe ou d'un tissu.

9) Qu'est-ce que l'atrésie duodénale ?

- L'atrésie duodénale est une obstruction du duodénum due à une malformation congénitale.

10) Qu'est-ce que la maladie de Hirschsprung ?

- La maladie de Hirschsprung est une maladie congénitale qui affecte le côlon. Il empêche les selles de passer.

11) Qu'est-ce qu'une cardiopathie congénitale populaire chez une personne trisomique ?

- Une maladie cardiaque populaire chez une personne atteinte du syndrome de Down est l'anomalie du septum auriculo-ventriculaire.

Section 9

1) Quel sont les facteurs de risque du syndrome de Down ?

- Les facteurs de risque du syndrome de Down incluent le fait d'être une femme ayant eu des enfants à un âge avancé et le fait d'en être porteuse.

2) Quel est le plus grand facteur de risque du syndrome de Down ?

- Le plus grand facteur de risque du syndrome de Down est l'âge maternel.

3) Une femme de moins de 35 ans peut-elle accoucher d'un enfant trisomique ?

- Oui, une femme de moins de 35 ans peut donner naissance à un enfant trisomique mais le risque est bien moindre qu'une femme de plus de 35 ans.

4) La plupart des hommes trisomiques sont-ils infertiles ?

- Oui, la plupart des hommes trisomiques sont infertiles.

5) La plupart des femmes trisomiques sont-elles infertiles ?

- Non, la plupart des femmes trisomiques ne sont pas infertiles.

6) Le syndrome de Down est-il curable ?

- Non, le syndrome de Down est incurable.

7) Existe-t-il des options de traitement pour le syndrome de Down ?

- Oui, il existe des options de traitement pour le syndrome de Down.

8) Quelles sont les options de traitement pour le syndrome de Down ?

- Les options de traitement du syndrome de Down comprennent l'orthophonie, la physiothérapie, l'ergothérapie, etc.

Section 10

1) Le syndrome de Down peut-il être diagnostiqué ?

- Oui, le syndrome de Down peut être diagnostiqué.

2) Le syndrome de Down peut-il être diagnostiqué pendant la grossesse ?

- Oui, le syndrome de Down peut être diagnostiqué pendant la grossesse.

3) Quel est le diagnostic du syndrome de Down ?

- Le diagnostic du syndrome de Down comprend des tests de dépistage et des tests de diagnostic.

4) Qu'est-ce que le prélèvement de villosités choriales ?

- Le prélèvement de villosités choriales est un test médical effectué pendant la grossesse où un échantillon de villosités choriales est prélevé du placenta afin de vérifier les anomalies.

5) Quels sont les niveaux d'œstriol chez une mère
dont le fœtus est atteint du syndrome de Down
?

- Chez une mère avec un fœtus trisomique, les taux
d'œstriol sont plus faibles que chez une mère
avec un fœtus sans trisomie.

6) Qu'est-ce que l'œstriol ?

- L'œstriol est une hormone œstrogène.

7) Qu'est-ce qui produit l'œstriol ?

- L'œstriol est produit par le placenta.

8) Qu'est-ce que l'amniocentèse ?

- L'amniocentèse est un test médical qui consiste à
prélever un échantillon de liquide amniotique
chez une femme enceinte.

9) Qu'est-ce que le prélèvement sanguin ombilical
percutané ?

- Le prélèvement de sang ombilical percutané est
un test de diagnostic médical qui examine le
sang du cordon ombilical.

10) Comment le prélèvement de sang ombilical
percutané est-il aussi appelé ?

- Le prélèvement sanguin ombilical percutané est
également appelé cordocentèse.

11) Qu'est-ce que le caryotype ?

- Le caryotype est l'analyse des chromosomes.

12) Qu'est-ce qu'une échographie ?

- Une échographie est un test médical qui utilise des ondes sonores pour créer des images du corps.

13) Le test de dépistage prénatal est-il un diagnostic précis du syndrome de Down ?

- Non, le dépistage prénatal n'est pas un diagnostic précis du syndrome de Down mais il permet d'évaluer les risques de trisomie.

14) Le test diagnostic est-il plus précis pour le diagnostic du syndrome de Down par rapport au dépistage prénatal ?

- Oui, le test de diagnostic est plus précis pour le diagnostic du syndrome de Down.

Conclusion

Merci encore d'avoir acheté ce livre. J'espère que cela vous a aidé dans votre cheminement vers la compréhension du syndrome de Down.

Si vous avez aimé ce livre, pourriez-vous, s'il vous plaît, le commenter et l'évaluer ? Ce serait apprécié.

Merci.